# NOTICE

SUR LES

# EAUX SALINES THERMALES

ET LES

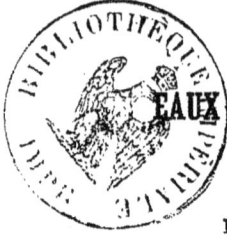

## EAUX FERRUGINEUSES FROIDES

# D'ALET,

PRÈS LIMOUX (AUDE),

*Par Mᵐᵉ E. L.,*

AVEC UN APERÇU SUR LEURS PROPRIÉTÉS MÉDICALES,

## PAR M. FÉLIX MAYNARD,

Docteur en médecine, Membre de la Société géologique de France, de la Société météorologique, &c.

**PARIS,**

CHEZ M. LARADE, 36, RUE DE LANCRY.

—

1854.

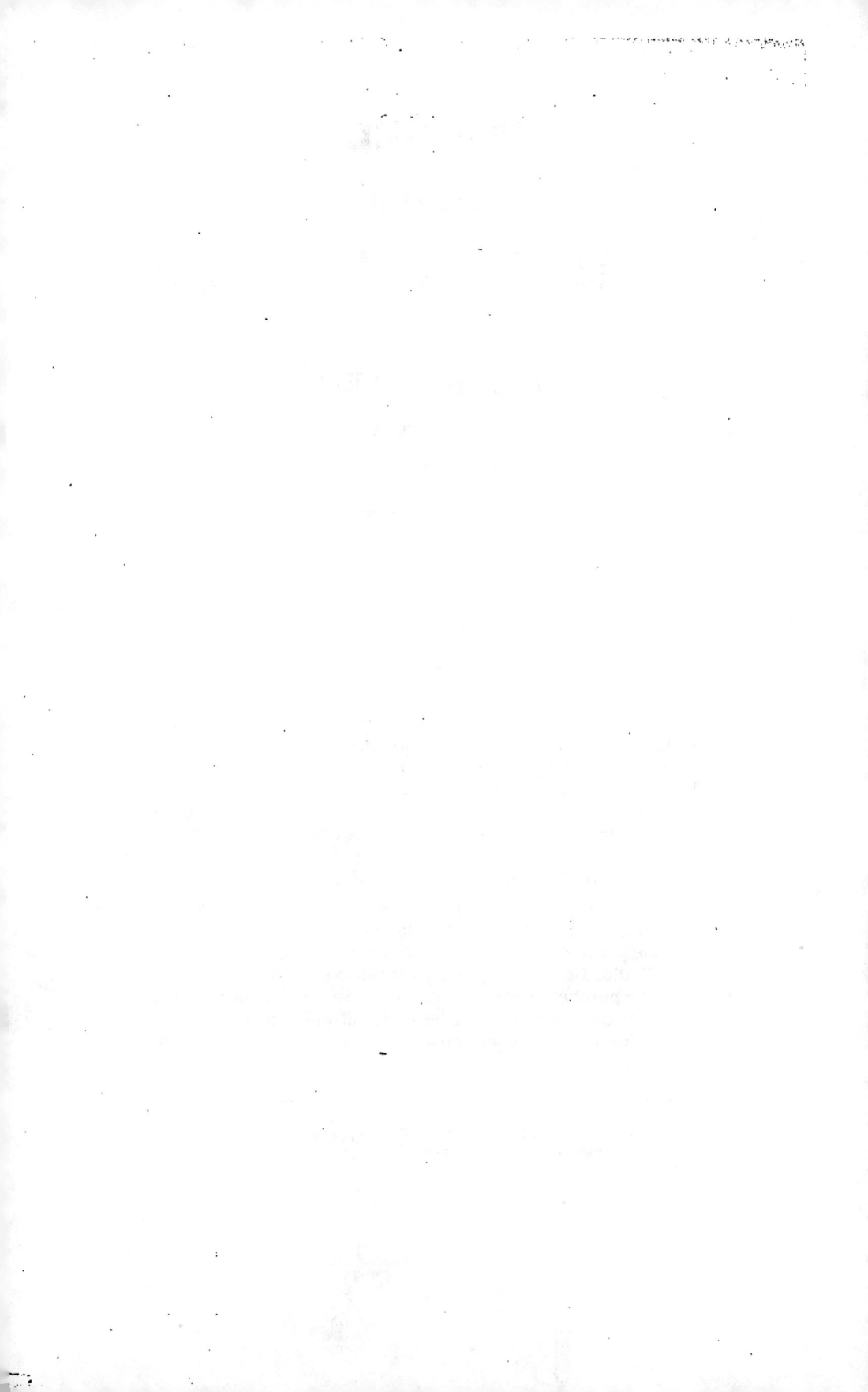

# NOTICE

## DESCRIPTIVE ET MÉDICALE

# SUR LES EAUX THERMALES

### ET SUR LES

## EAUX FERRUGINEUSES
# D'ALET,

#### PRÈS LIMOUX (AUDE).

## I.

### Notice descriptive.

En sortant de Limoux et en remontant la rivière d'Aude, par la route impériale de première classe qui conduit à Perpignan, on se trouve enfermé entre deux montagnes très-élevées, les premiers contreforts des Pyrénées ; puis, la vallée s'agrandit, et l'on aperçoit successivement les restes d'un pont romain et les ruines d'anciens monuments, temple romain, abbaye, évêché, enfin la petite ville d'Alet avec son nouveau pont et ses antiques fortifications.

« Alet, sur la rivière d'Aude (1), est une petite ville, » dans un vallon resserré entre des montagnes qu'on appelle » les *gorges d'Alet*. Ce vallon est le jardin du département » de l'Aude. Les fruits qu'on y recueille sont très-estimés et » très-recherchés. Cette commune renferme des bains, qui, » indépendamment des remèdes qu'ils offrent contre plusieurs » maladies, sont une occasion de délassement et de parties de » plaisir.

---

(1) *Statistique du département de l'Aude*, par M. le préfet baron Trouvé, qui, pendant la longue période de son administration, allait souvent chercher le repos et la santé à Alet.

» Les montagnes qui dominent cette petite ville sont assez
» élevées. De l'une d'elles, l'œil découvre à l'horizon le Ca-
» nigou, toute la chaîne des Pyrénées (qui va de Porvendre à
» Bayonne), les montagnes de Bigorre et le pic du Midi, la
» ville de Toulouse, la montagne Noire et la Méditerranée. »

C'est au pied de ces montagnes, entre la route et la rivière, que sourdent des sources d'eau thermale et minérale,
dont l'efficacité, contre certaines maladies, est connue des
médecins de la contrée et mérite d'être signalée à ceux de
toute la France.

Les Romains avaient fondé, à Alet, un établissement durable ; ils y avaient construit des thermes et un temple dédié
à Diane (1), et en avaient fait un chef-lieu de district qu'ils
appelaient *Pagus Electensis* (2). C'est sans doute l'ancien
nom celtique latinisé. L'abbaye que les comtes de Barce-
lonne y firent construire dans le viii⁰ siècle acquit une telle
importance que le pape Jean XXII fit de ses dépendances
trois évêchés, en 1318.

Les bains d'Alet tombaient en ruines ; on n'y voyait que
trois grandes piscines où l'on se baignait en commun, et
ces thermes étaient menacés d'une désertion complète lors-
que le propriétaire actuel en fit l'acquisition, et depuis lors
cet établissement a subi une transformation totale.

Les eaux d'Alet sont parfaitement transparentes et lim-
pides. Elles sourdent au pied d'une énorme roche calcaire et
se subdivisent en plusieurs filets, dont quelques-uns se per-
dent dans la rivière. Les filets d'eau que l'on a recueillis,
dans trois piscines, donnent un volume de 21,000 litres par
24 heures, quantité suffisante pour 120 bains par jour. Le
propriétaire de l'établissement va exécuter les travaux né-
cessaires pour réunir aux piscines un filet d'eau qui jaillit
comme d'un puits artésien au pied et en dehors des mu-
railles, et qui fournira encore 80 bains par 24 heures.

Les trois piscines dont nous avons parlé sont creusées dans
le roc ; deux sont recouvertes d'un plancher qui conserve la
température de l'eau thermale, et sur lequel on a placé des
baignoires.

L'eau thermale, recevant, au gré des malades, un supplé-

---

(1) Les premières sources que nous examinerons sont celles d'Alet.
Ce lieu possède encore de précieux vestiges de l'antiquité, et une voie
romaine y conduisait. On peut conjecturer qu'Alet a dû son ancienne
importance aux sources salutaires qui coulent près de son enceinte.
Du Mège, *Statistique des départements pyrénéens*, tome Iᵉʳ.
(2) Voir Malte-Brun.

ment de quelques degrés de chaleur, se dirige, au moyen de nombreux tuyaux nouvellement établis, dans les cabinets pourvus de baignoires. Rien de plus gai que les cabinets du premier étage, ayant vue sur la rivière, sur des parterres, des bosquets et de riants coteaux ; rien de mieux tenu que les cabinets placés sur les piscines, où les malades, en se baignant, respirent les gaz salutaires que l'eau dégage, et jouissent de la douce chaleur de l'air ambiant réchauffé par la source.

Au second étage et dans le bâtiment neuf, se trouvent un salon de réunion et plusieurs chambres bien meublées.

La ville d'Alet offre d'ailleurs toute sorte de ressources aux baigneurs.

On arrive à l'établissement thermal, qui est situé à une petite distance du mur d'enceinte de la ville d'Alet, à travers des jardins et par une allée de sycomores émaillée de fleurs. Au-dessous de cette allée, sont les parterres bordés par des haies et de frais bosquets qui les séparent de la rivière.

Non loin de l'établissement thermal d'Alet (à 1 kilomètre environ), est une source d'eau ferrugineuse d'une efficacité surprenante pour provoquer une circulation plus vigoureuse à travers les organes qui ont leur siége dans les régions inférieures de l'abdomen et du bassin, — l'utérus chez la femme, — les vaisseaux hémorrhoïdaux chez l'homme, et à activer dans les deux sexes les sécrétions des reins. Cette source ne fournit que 2,000 verres d'eau par 24 heures, mais cette quantité est suffisante pour 300 malades.

Les montagnes d'Alet, peu explorées jusqu'à ce jour, offrent un vaste champ de distraction pour l'esprit et d'exercices propres à fortifier le corps. Le botaniste, le chasseur, l'antiquaire, le minéralogiste, y trouveront d'amples moissons à faire. Les paysages y sont tantôt sauvages et abruptes, tantôt délicieux et variés ; la chasse y est abondante ; la pêche sur la rivière d'Aude est très-agréable.

Ainsi, à l'utilité des eaux pour le malade, viennent se joindre les distractions qui sont les meilleurs auxiliaires du traitement médical, et un bon remède contre l'ennui pour les personnes qui, par devoir ou par affection, accompagnent les malades.

T. L.

# II.

## Aperçu médical.

Les eaux thermales d'Alet ont une température de 28° centigrades aux sources des piscines. L'analyse donne, pour un litre d'eau, les résultats suivants :

|                      | gr.       |
|----------------------|-----------|
| Acide sulfurique     | 0,020     |
| Acide chlorhydrique  | 0,031     |
| Acide carbonique     | 0,059     |
| Acide phosphorique   | 0,082     |
| Alumine              | 0,011     |
| Chaux                | 0,101     |
| Magnésie             | 0,026     |
| Soude                | 0,071     |
| Potasse              | traces.   |
|                      | 0,401     |

La source ferrugineuse est froide ; elle donne à l'analyse, pour un litre d'eau,

|                      | gr.       |
|----------------------|-----------|
| Acide sulfurique     | 0,020     |
| Acide chlorhydrique  | traces.   |
| Acide carbonique     | 0,015     |
| Acide phosphorique   | 0,050     |
| Peroxyde de fer      | 0,025     |
| Chaux                | 0,045     |
| Magnésie             | 0,020     |
| Soude                | 0,025     |
| Potasse              | traces.   |
|                      | 0.200     |

Ces analyses ont été faites à l'école Impériale des mines. D'habiles chimistes de l'Académie de médecine opèrent sur ces eaux au point de vue de la thérapeutique. En attendant le résultat de leurs expériences, nous raisonnons sur les principes qui nous sont révélés par M. Rivot, de l'Ecole des mines.

La minéralité et la thermalité des eaux d'Alet permettent

de les ranger dans la classe des eaux *salines thermales* en compagnie des plus célèbres, telles que celles d'Ussat, Bourbonne-les-Bains, Wiesbaden, Baden-Baden, Balarue, Luxeuil, Bade (Suisse), Bagnères de Bigorre, Saint-Amand (Nord), Chaudesaigues, Bains, Bagnols, etc., etc.

La source de Saint-Amand (Nord) offre, comme celle d'Alet, 28° centigrades; à Chaudesaigues, le thermomètre monte jusqu'à 88°, la plus haute température connue, tandis qu'à Niederbrown (salines froides), il s'arrête à 17°.

Les quantités de sulfate de magnésie, contenues dans les eaux d'Ussat et d'Alet, sont presque identiques.

C'est, du reste, pour obéir aux habitudes de classification que je fais entrer les eaux d'Alet dans ce groupe, car, en dehors des propriétés afférentes aux eaux salines thermales, elles ont, comme nous le prouverons plus tard dans une série d'observations, un caractère particulier, un cachet à part, un mode d'action qui leur est tout-à-fait spécial.

Quelques auteurs divisent très-arbitrairement les eaux salines en *altérantes* et *purgatives*. Il en est très-peu qui possèdent exclusivement l'une ou l'autre de ces deux qualités, qui le plus souvent se trouvent réunies et se font, en agissant, un mutuel contrepoids.

Les gaz abondants qui se dégagent des eaux thermales d'Alet n'ont pas encore été analysés; mais ils sont sans doute analogues à ceux que M. Ballard a reconnus dans une source voisine,

Soit pour 1,000 centimètres cubes d'eau,

| | |
|---|---|
| Acide carbonique . . . . . . | 108 |
| Oxigène . . . . . . . | 2 |
| Azote . . . . . . . | 20 |
| | 130 |

La présence de l'azote dans l'eau d'Alet indiquerait, suivant la théorie de M. Braconnet, le voisinage du peroxyde de fer; en effet, à un kilomètre de là s'échappe, d'entre les fissures d'une roche, un précieux filet d'eau, ayant une température de 15 à 17° et renfermant du peroxyde de fer.

On s'étonne, en général, de l'action énergique produite par les quantités minimes de minéraux contenus dans les eaux médicamenteuses; mais l'action d'un médicament ne résulte pas toujours uniquement de la *dose* plus ou moins forte à laquelle il a été administré; il résulte très-souvent de son état moléculaire. Si les sels purgatifs, contenus dans plusieurs verres d'eau d'Alet, étaient administrés isolément et en bloc, leur effet serait nul, mais ils acquièrent une irrésistible puissance étant en dissolution complète dans un liquide, car leurs points de contact, avec l'économie, sont multipliés à l'infini, soit qu'on use de ce liquide en boisson, soit qu'on l'emploie en bains. L'art pharmaceutique, la chimie n'ont pu encore atteindre cette perfection de dissolution, et nous ignorons en vertu de quelles lois elle a lieu dans les officines de la nature, depuis que Berzélieus a combattu et détruit la théorie d'après laquelle on admettait que les eaux minérales empruntaient leurs principes minéralisateurs aux substances solubles rencontrées dans les terrains qu'elles traversaient avant de sourdre au dehors.

Berzélieus n'a pas remplacé cette théorie par une nouvelle.

Laplace rapporte la thermalité des eaux à l'existence du *feu central* du globe, car les sources peuvent venir d'une grande profondeur, et il est prouvé qu'à partir de 28 mètres, la chaleur s'accroît régulièrement d'un degré par 30 mètres. Cette idée est généralement admise.

J'ai l'espoir que les mystères de la minéralisation et de la thermalité des eaux ne tarderont pas à être dévoilés et que l'on reconnaîtra peut-être que l'électricité du globe y joue le principal rôle.

Les eaux d'Alet peuvent être administrées sous toutes les formes, suivant les prescriptions des médecins. Les principes qu'elles contiennent agissent d'une manière énergique sur les malades. « Les analyses chimiques, écrivait un célèbre » praticien de Paris, attestent que les eaux d'Alet ont un degré » d'activité et d'énergie incontestable, qui peut devenir fort » utile, entre des mains habiles, dans un grand nombre d'af- » fections morbides. La présence du fer dans quelques-unes » des sources étend davantage encore le champ des appli- » cations. »

Déjà M. le Dr Molinier, de Limoux, qui a constaté l'effet produit par ces eaux sur ses nombreux malades, avait dit :

« D'après l'opinion unanime des médecins et les résultats » constatés; elles guérissent toutes les maladies de la peau, » les plaies, les fistules, certaines affections chroniques que » laissent après elles les maladies syphilitiques. Elles sont » spécialement propres à détruire certains désordres du sys- » tème nerveux. Elles conviennent dans les maladies de la » matrice, dans les menstruations irrégulières et dans les va- » peurs histériques. On les conseille avec succès dans les spas- » mes convulsifs, dans les rhumatismes qui revêtent le masque » des névralgies, dans la rétention d'urine, la gravelle, etc.

» Ainsi, ces eaux ont une large part dans la guérison des ma-
» ladies. Elles ont constamment triomphé de celles de la peau,
» qui sont si nombreuses, et, sous ce rapport, on peut dire
» qu'elles n'ont pas de rivales dans cette partie de la France. »

Nous n'avons presque rien à ajouter à ces paroles de notre
savant confrère ; seulement nous insisterons sur les propriétés
éminemment *sédatives* des eaux d'Alet, propriétés qui les rendent précieuses pour dompter tous les genres de l'*excitation
nerveuse*.

Nous ferons remarquer aussi que, prises en boisson, leur
*passage* est facile, et qu'elles provoquent des évacuations
sans irriter la muqueuse intestinale, irritation très-souvent
consécutive à l'emploi de certaines eaux salines qui jouissent
d'une très-haute réputation.

Leur action sur les reins est prompte, — l'effet diurétique
se produit après quelques verres d'eau et augmente dans le
bain ; puis, les douleurs néphrétiques disparaissent peu à peu,
et la vessie ne tarde pas à se débarrasser des graviers qui au-
raient pu s'y amasser.

Ceux qui souffrent de la suppression du flux hémorrhoïdal
trouveront là un soulagement certain. Si l'étendue de cette
notice le permettait, nous expliquerions ici comment, sous
l'influence des eaux d'Alet, les bourrelets hémorrhoïdaux se
tuméfient rapidement et se dégorgent ensuite sans difficulté.

Les personnes qui ont une vie sédentaire pourront aussi se
préserver des congestions cérébrales.

On croit dans le monde que les eaux sulfureuses thermales
sont les seules eaux susceptibles de procurer la guérison des
rhumatismes. C'est une erreur. Les eaux salines ont aussi
cette puissance et au plus haut degré. Aux sulfureuses appar-
tient la *médication par crises, par révulsion, par dérivation ;*
aux salines, à celles d'Alet surtout, reconnaissons une *médication tempérante, altérante, sans secousses, sans violences,
et arrivant au but rapidement, quoique graduellement.*

Quelques médecins vont plus loin. (J'indique leurs idées
sans les partager entièrement.) Ils admettent que la guérison
d'un rhumatisme par les eaux salines est plus durable, plus
certaine, plus complète que celle obtenue avec les eaux sulfureuses. L'un d'eux (M. Lemonnier), en donne pour raison que
les eaux sulfureuses relâchent les tissus et les rendent plus
accessibles aux influences extérieures, tandis que, grâce au
sulfate de chaux qu'elles renferment, les eaux salines resser-
rent les tissus et font qu'ils sont moins impressionables, moins
perméables.

Le malade, soumis au traitement des eaux minérales thermales, devrait toujours avoir la possibilité de boire en même
temps à une source ferrugineuse (sauf les cas où, d'après le
médecin, il y a indication contraire.) L'épuisement général de
l'économie accompagne ou suit toujours les longues souf-
frances; il faut alors reconstituer le sang et introduire dans
le torrent circulatoire les éléments que la maladie en a éli-
minés. Combien d'établissements voudraient posséder les
gouttes d'eau ferrugineuse qu'on recueille non loin des sources salines d'Alet! Rien ne manquerait à Barèges, si la source
de Visos n'en était pas si éloignée. Tarissez la source d'An-
goulême, sur le mont Olivet, et Bagnères de Bigorre déchoira
de sa splendeur, et Bagnères de Luchon ne serait jamais de-
venue ce qu'elle est aujourd'hui si M. l'ingénieur François
n'avait découvert, après bien des travaux, et à quelques pas,
seulement du grand établissement, l'émergence d'une source
martiale.

Les eaux de Rennes, à 12 kilomètres d'Alet, sont aussi ferrugineuses, mais ferrugineuses *acidules* et thermales, et,
comme les eaux sulfureuses, elles agissent, pour la guérison,
par *crises*, par *révulsions*, tandis qu'à Alet la source martiale
est complètement indépendante de la source saline, et qu'il
y est permis de faire suivre aux malades une médication *altérante*, *tempérante*, en leur administrant parallèlement le *re-
constituant* sans rival, le fer.

Plusieurs médecins de la contrée conseillent souvent aux
malades de se préparer, à l'usage des eaux de Rennes, en em-
ployant préalablement celles d'Alet, principalement en bains;
ou, quand l'économie a été trop impressionnée à Rennes, de
venir à Alet achever la guérison.

Pourquoi les quelques milligrammes de fer contenus dans
un verre d'eau d'Alet, puisé à la source et bu immédiatement,
produisent-ils plus d'effet qu'un double décalitre de pillules de
sous-carbonate de fer préparées par le plus habile pharma-
cien? Comme je l'ai dit plus haut, cela tient à l'état moléculaire du fer et à son état complet de dissolution, double
motif pour qu'il puisse agir à la fois sur tous les points de
la muqueuse stomacale.

Aux personnes lymphatiques, anémiques, sujettes à consti-
tutions molle, à teint blafard, à faiblesse persistante, à circulation froide, pour ainsi dire, à membres œdemateux, à celles
qui n'ont pas la force de respirer assez copieusement pour que
l'hématose ait lieu, nous conseillerons de boire de l'eau ferrugineuse. On peut aussi en prescrire l'usage aux hydropi-
ques, aux habitants des lieux humides, mal aérés, mal éclairés,

à ceux qui sont en proie à des fièvres intermittentes invété-
rées et dont la rate a atteint un développement monstrueux, à
ceux auxquels l'alimentation la plus saine ne profite pas, neu-
tralisée qu'elle est par une diarrhée chronique et rebelle.

C'est surtout dans le traitement des maladies des femmes
que l'eau martiale fait merveille ; elle rend la santé à celles
qu'ont épuisées de trop grandes pertes de sang, et les cou-
leurs de la santé à celles qui ont pâli par la suppression des
mentrues, à celles aussi qui les attendent au début.

La leucorrhée, la dysmenorrhée, l'aménorrhée, la chlo-
rose, la prédisposition aux avortements, et même, dit-on, *la
stérilité* disparaissent avec son emploi.

La vie des baigneurs doit être réglée. L'ordre y est plus
que jamais nécessaire, et il faut suivre minutieusement le
programme du médecin qui trace l'emploi des heures ; les
bains, les boissons, les repas, les promenades, les plaisirs, la
veille, le sommeil, tout doit y être mesuré. Oubliez votre vie
passée, plus d'émotions vives, plus de passions ; « n'apportez
avec vous aux eaux, » comme dit le professeur Trousseau,
« ni le souci des affaires, ni la fatigue des devoirs sociaux,
» ni les embarras de la vie domestique ; on y vit pour soi,
» d'une vie toute nouvelle, toute matérielle, de cette vie peu
» intellectuelle qui convient si bien à la santé ! »

# III.

## Observations sur la température de l'eau thermale.

Quelques malades se baignent dans l'eau telle qu'elle sort de la source, c'est-à-dire à 28° centigrades. Ils la trouvent d'abord un peu froide, mais, après quelques minutes, la température basse du bain s'équilibre avec celle du corps, car, par un phénomène inexpliqué, ou peut être oublié par la plupart des auteurs, l'action permanente du calorique latent de l'eau thermale, calorique qui ne diminue que lentement, tend rapidement à se mettre en harmonie avec le calorique du corps humain immergé, tandis que l'eau ordinaire artificiellement échauffée se refroidit promptement.

D'autres malades, le plus grand nombre, désirent qu'on ajoute quelques degrés de chaleur à la température du bain.

Ceci nous amène à combattre ce préjugé, admis sans examen, d'après lequel l'eau échauffée artificiellement perd de son efficacité.

« Vous me demandez, écrivait M. Balard à M. le Dr Bonnafous, si l'eau de Campagne (eau thermale de 22° R.) peut être chauffée sans altération. La chose n'est pas douteuse. Cette eau n'éprouve pas le plus léger changement de nature en passant de 22 à 30° Réaumur ; et, amenée artificiellement à ce dernier degré, elle doit produire absolument le même effet que si elle arrivait du sein de la terre avec cette température.

» Vous savez que les expériences qui ont été tentées dans ces derniers temps, sur cette matière, ont fait justice de tous les préjugés, et prouvé que les eaux minérales échauffées artificiellement se comportent absolument comme les eaux minérales imprégnées de leur chaleur naturelle. C'est là une de ces questions sur lesquelles il n'existe plus aujourd'hui le plus petit doute dans l'esprit de ceux qui cultivent les sciences.

» Ce serait une erreur très-grave de croire que les eaux
» thermales, qui ont 40 ou 50° de température, peuvent être
» immédiatement administrées en boissons ou en bains. Il est
» indispensable de leur faire subir, dans ce cas, une réfrigé-
» ration qui les amène à la température ordinaire des bains ;
» et je pourrais même vous citer beaucoup de cas dans les-
» quels cette température trop haute est un inconvénient,
» car, pendant que s'effectue le refroidissement qu'elle rend
» nécessaire, beaucoup d'eaux éprouvent des altérations plus
» profondes que celle que pourrait amener leur caléfaction
» artificielle. »

Et, à ces observations, M. le Dr Bonafous ajoute :

« Le public et un petit nombre de nos confrères semblent
penser qu'en élevant la température des eaux thermales, de
5 ou 6°, on détruit ou on neutralise leurs principes minéralisateurs ; mais ceux qui raisonnent et qui appuient leurs rai-
sonnements sur les connaissances chimiques les plus positives,
savent qu'en élevant ainsi la température de l'eau minérale,
on ne lui enlève point ses principes fixes ; que quelques degrés de caléfaction artificielle ne sont nullement capables de
faire envoler les principes qui restent liés avec elle, et que
les principes alcalins, salins, ferrugineux restent toujours les
mêmes. MM. Nicolas, dans sa *Dissertation sur les eaux minérales de la Lorraine*, Longchamp, chargé de l'inspection gé-
nérale des eaux minérales de France, dans ses expériences
de 1823 sur les eaux de Bourbonne-les-Bains, Gendrin et Jac-
quot, et plus récemment Anglada, ont fait justice des préjugés que nous combattons.

« Il existe, en France, un grand nombre d'établissements
thermaux où l'on ajoute quelques degrés de plus à la température ordinaire. Nous n'en citerons qu'un, celui de Saint-Sau-
veur. En parlant de cet établissement, un des plus savants
médecins de la capitale, M. le professeur Alibert, médecin
en chef de l'hôpital St-Louis, dit, dans son *Précis des eaux
minérales*, que c'est une erreur due à un préjugé fâcheux que
d'attribuer, en général, peu d'importance à des eaux dont la
température n'est pas très-élevée. Le même auteur, en don-
nant le mode d'administration des eaux d'Andabre, s'exprime
ainsi : « En 1814, pour la première fois, on les a employées
comme bains, et ce premier essai a eu d'heureux résultats ;
mais il faut avoir recours à l'art pour les chauffer, ce qui
peut s'effectuer sans altérer en aucune manière leurs ver-
tus. »

Ainsi s'écroulent, dit le célèbre Anglada, devant le langage d'une expérience sévère, des erreurs que le préjugé avait fait éclore, et que cet aveugle entraînement, avec lequel les auteurs se copient les uns les autres, avait surtout contribué à propager jusqu'à nous et à répandre de tous côtés dans les ouvrages classiques de notre époque.

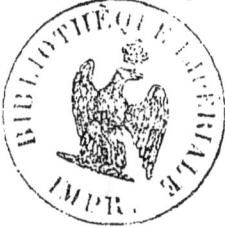

P. Félix **MAYNARD**, D<sup>r</sup>-M.

WASSY, IMPRIMERIE DE MOUGIN-DALLEMAGNE.

www.ingramcontent.com/pod-product-compliance
Lightning Source LLC
Chambersburg PA
CBHW070811220326
41520CB00054B/6549